BEI GRIN MACHT SICH IHR WISSEN BEZAHLT

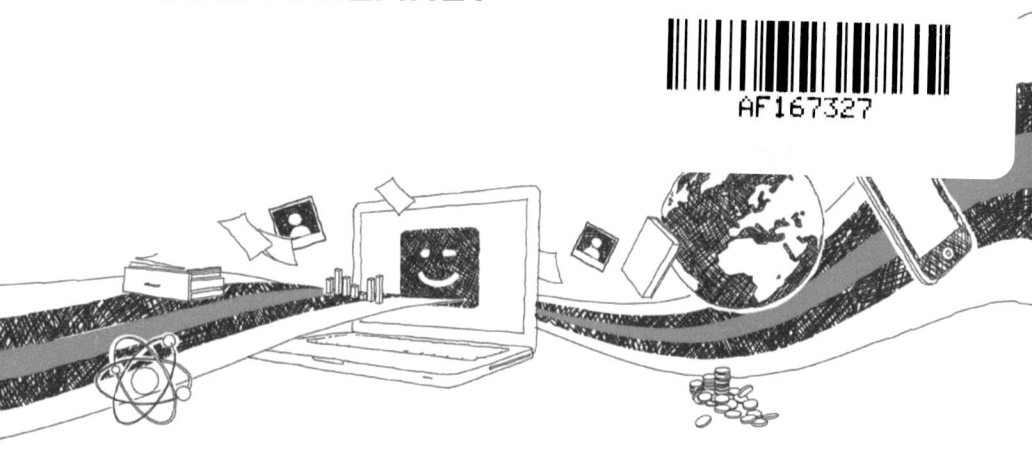

- Wir veröffentlichen Ihre Hausarbeit, Bachelor- und Masterarbeit

- Ihr eigenes eBook und Buch - weltweit in allen wichtigen Shops

- Verdienen Sie an jedem Verkauf

Jetzt bei www.GRIN.com hochladen und kostenlos publizieren

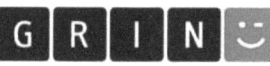

Praktische Prüfung in der Altenpflege. Teilkörperpflege und Behandlungspflege (PEG-Verbandswechsel)

Angelina Altz

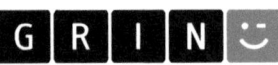

Bibliografische Information der Deutschen Nationalbibliothek:

Die Deutsche Nationalbibliothek verzeichnet diese Publikation in der Deutschen Nationalbibliografie; detaillierte bibliografische Daten sind im Internet über http://dnb.d-nb.de abrufbar.

ISBN: 9783346891983
Dieses Buch ist auch als E-Book erhältlich.

Examen 2021

Praktische Prüfung in der AP am 21.April 2021; Teilkörperpflege & Behandlungspflege (PEG-Verbandswechsel)

Angelina Altz

Inhalt

1. Biografie

Frau E. lebt seit dem 10.04.2014 im ANONYM HAUS und hat den Pflegegrad 5. Eine Biografie mit ihren eigenen Aussagen zu schreiben ist leider nicht mehr möglich. Herr S. (Bruder) konnte mir jedoch etwas behilflich sein.

Frau E. ist am 22.06.1947 in XYZ geboren. Sie wuchs mit ihrem älteren Bruder gemeinsam auf. Sie ist verwitwet und hat keine eigenen Kinder.

Sie ging in XYZ zur Schule und machte einen guten Schulabschluss im Gymnasium.

1980 lernte sie ihren bereits verstorbenen Mann kennen und lieben. Zwei Jahre (1982) später, heirateten sie und zogen gemeinsam in eine Wohnung in XXX am Rhein. Beruflich war Frau E. in der XXX als Bürokauffrau tätig.

Ihre Mutter verstarb 1994, ihr Vater 1999. Ihr Ehemann verstarb im Jahr 2012. Das hat sie schwer getroffen.

Nur 1,5 Jahre später erlitt sie die Enzephalitis. Aufmerksame Nachbarn fanden Frau E. auf ihrem Balkon liegend auf. Sie lag eine Woche im Koma bevor sie dann in die Reha-Klinik in XXX kam.

Im April 2014 zog Frau E. dann im XXX ein. Zu Beginn konnte sie noch wenige Schritte mit dem Rollator in Begleitung vom Physiotherapeut gehen. Mittlerweile ist dies nicht mehr möglich, durch den körperlichen Abbauprozess.

Frau E. konnte beim Einzug 2014 noch wenige Worte sprechen um ihre Bedürfnisse und ihren Willen zu äußern. Dies ist jetzt nicht mehr möglich. Über die Basale Stimulation ist eine Kommunikation möglich, indem man Reize schafft und die Sinne anregt.

Laut Aussage ihres Bruders mochte sie Schlagermusik und Blumen. Er besucht sie leider selten und ist ihr gesetzlicher Betreuer.

2. Strukturierte Informationssammlung (SIS) inkl. Risikomatrix

SIS® – stationär –	Frau E.		22.06.1947	25.03.2021 / aa	Frau E./ Herr S. (Bruder)
Strukturierte Informationssammlung	Name der pflegebedürftigen Person		Geburtsdatum	Gespräch am/Handzeichen Pflegefachkraft	pflegebedürftige Person/Angehörigen/Betreuer

Was bewegt Sie im Augenblick? Was brauchen Sie? Was können wir für Sie tun? [X]

Frau E. lebt seit April 2014 in unserer Einrichtung. Ein Gespräch im Sinne der SIS ist mit Frau E. nicht mehr möglich. Frau E. hat den Pflegegrad 5.

Hilfsmittel:
- Ernährungspumpe/PEG-Anlage, Bettgitter einseitig, Anti-Dekubitus Matratze, Infusionsständer, Pflegerollstuhl, Pflegebett elektrisch, Offenes Inkontinenzsystem bei abhängig kompensierter Inkontinenz, Gleitsichtbrille, Teilprothesen

Themenfeld 1 – kognitive und kommunikative Fähigkeiten [X]

Fr. E. kann hören und einzelne pfälzische Worte oder Laute tagesabhängig von sich geben, jedoch keine vollständige oder logische Sätze mehr bilden. Frau E. kann Wünsche und Bedürfnisse verbal und nonverbal nicht äußern. Eine Kommunikation anhand von Mimik und Gestik ist nicht möglich. Frau E. ist persönlich, situativ, örtlich und zeitlich nicht orientiert. Sie ist nicht in der Lage ihren Tagesablauf selbst zu strukturieren oder Entscheidungen zu treffen. Frau E. kann Risiken und Gefahren nicht selbst einschätzen oder erkennen. Sie kann die Rufanlage nicht selbstständig betätigen. Sie kann die Mundpflege nicht selbstständig durchführen. Sie hat Teilprothesen die sie ablehnt indem sie die Lippen zusammen presst. Sie hat eine Gleitsichtbrille die sie nicht trägt. Sie hat einen gesetzlichen Betreuer (Bruder).

Themenfeld 2 – Mobilität und Beweglichkeit [X]

Frau E. kann nicht alleine stehen oder gehen. Sie akzeptiert Mobilisation/Lagerungen/ Bewegungen. Sie kann ihren Kopf bewegen. Sie wird je nach Tagesform täglich für 2 Stunden in den Pflegerollstuhl mobilisiert. Transfer und Positionswechsel kann sie nicht selbstständig durchführen. Frau E. ist aufgrund ihrer Immobilität nicht Sturzgefährdet. Sie kann passiv leicht die Extremitäten durchbewegen, jedoch leidet sie auch unter Versteifungen. Sie erhält einmal wöchentlich Besuch vom Physiotherapeuten. Sie ist Dekubitus-, Pneumonie-, Kontraktur-, Thrombose-, Obstipations- und Intertrigogefährdet. Sie hat eine Anti-Dekubitus Matratze im Bett. Frau E. erhält einmal wöchentlich Besuch in ihrem Zimmer am Bett vom Physiotherapeuten.

Themenfeld 3 – krankheitsbezogene Anforderungen und Belastungen [X]

Frau E. ist aufgrund ihrer Enzphalitis kogntiv stark eingeschränkt, es kann auch zu fokalen Anfällen kommen. Frau E. kann ihre Medikamente nicht selbst verwalten, richten oder einnehmen. Aufgrund der Dysphagie werden die Medikamente über die PEG-Sonde verabreicht und dürfen gemörsert oder suspendiert werden laut ÄVO, Frau E. kann sich oral nicht selbstständig Ernähren oder Trinken. Nahrung- und Flüssigkeitszufuhr über die PEG-Anlage. Verbandwechsel der PEG wird nach ÄVO durchgeführt. Frau E. ist aufgrund der Immobilität Obstipationsgefährdetl, bei Nahrungszufuhr über die PEG Sonde, Oberkörper leicht hoch lagern um einen Reflux und eine Aspiration der Nahrung zu vermeiden. Frau E. hat eine abhängig kompensierte Harn- und Stuhlinkontinenz. Frau E. kann nicht den Arzt selbst kontaktieren.

Themenfeld 4 – Selbstversorgung [X]

Frau E. hat eine intakte Haut. Fr. E. kann sich nicht selbstständig waschen, pflegen oder kleiden. Grundpflege muss in VÜ mit PP übernommen werden. Frau E. neigt zur Obstipation aufgrund der Immobilität, bekommt täglich Movicol und Dulcolax als Bedarf. Sie kann die Mundpflege nicht selbstständig durchführen, VÜ unter erschwerten Bedingungen durch das PP. Pflegeartikel und Friseurbesuche sowie Fußpflege werden vom Haus organisiert und terminiert. Frau E. wird einmal wöchentlich in VÜ durch PP im Netzlifter geduscht. Frau E. trägt Tag und Nacht offenes Inkontinenzmaterial mit einer Netzhose. Das wechseln des Inkontinenzmaterial in VÜ durch PP. Frau E. hat eine Ernährungspumpe über die Nahrung und Wasser erhält. Frau E. lehnt ihre Zahnprothesen ab, indem sie den Mund zu kneift. Mundpflege erfolgt in VÜ durch das PP.

Themenfeld 5 – Leben in sozialen Beziehungen [X]

Frau E. hat einen Bruder, der sie einmal monatlich besuchen kommt, dieser hat auch die Betreuungsvollmacht. Frau E. kann nicht selbstständig soziale Kontakte herstellen oder aufrecht erhalten. Sie hat einen leichten Schlaf - wacht sehr schnell auf und leidet unter geändertem Schlaf-/Wachrhythmus. Die Alltagsbetreuung besucht Frau E. regelmäßig in ihrem Zimmer zur Validation und Beschäftigungstherapie.

Themenfeld 6 – Wohnen/Häuslichkeit [X]

Frau E. kann ihre persönlichen Angelegenheiten nicht alleine regeln. Sie kann das eigene Wohnumfeld/Zimmer nicht wunschgemäß selbst gestalten. Frau E. hat in ihrem Zimmer keine persönlichen Bilder hängen oder eigene Möbel stehen. Frau E. lebt in einem Doppelzimmer.

Erste fachliche Einschätzung der für die Pflege und Betreuung relevanten Risiken und Phänomene / Sonstiges

	Dekubitus		weitere Einschätzung notwendig		Sturz		weitere Einschätzung notwendig		Inkontinenz		weitere Einschätzung notwendig		Schmerz		weitere Einschätzung notwendig		Ernährung		weitere Einschätzung notwendig		Pneumonie		weitere Einschätzung notwendig	
	ja	nein	ja	nein	ja	nein	ja	nein	ja	nein	ja	nein	ja	nein	ja	nein	ja	nein	ja	nein	ja	nein	ja	nein
1. kognitive und kommunikative Fähigkeiten	X		X			X		X		X		X	X			X		X		X	X			X
2. Mobilität und Beweglichkeit	X		X			X	X			X		X	X			X		X		X	X			X
3. krankheitsbezogene Anforderungen und Belastungen	X		X		X		X		X		X		X			X	X		X		X		X	
4. Selbstversorgung	X		X			X	X		X		X		X			X	X		X		X			X
5. Leben in sozialen Beziehungen		X		X		X		X				X				X		X		X		X		X

3. Diagnosen mit Erläuterung

Diagnosen	Beschreibung	Auswirkungen
Refluxösophag itis Grad D	Durch Magensaftrückfluss verursachte Entzündung des unteren Teils der Speiseröhre.	Innerer Schließmuskel (Ösophagusspinkter) der die Speiseröhre vom Magen trennt funktioniert nicht richtig.
Axiale Hiatus Hernie	Dabei tritt der oberste Anteil des Magens durch das Zwerchfell nach oben in den Brustraum	Refluxösophagitis, durch den Zwerchfellbruch kommt es zur Entzündung der Speiseröhre
Pangastritis mit Erosionen in Antrum	Als Pangastritis wird eine chronische Entzündung der gesamten Magenschleimhaut bezeichnet.	Magenschleimhautent zündung, Sodbrennen
Erosive Bulbitis duodeni	Eine Bulbitis duodeni ist eine Entzündung im ersten Abschnitt des Zwölf-Finger-Darms	Magenschmerzen, Erbrechen
Fokal motorischer Status Epilepticus	Lokal motorische oder sensible Anfälle: maximal auf eine Gehirnhälfte beschränkt. Zuckungen oder Gefühlsstörungen einseitig und in dem Körperteil, das vom betroffenen Hirnbezirk gesteuert wird; je nach Lage des Herds im Gehirn unterschiedliche Symptome, z. B. Zuckungen von Gliedmaßen, Speichelfluss und Schwitzen, Sehstörungen, Sprachprobleme	Symptom der Enzephalitis; Zuckungen der Gliedmaßen, Schwitzen, Speichelfluss, Sprachprobleme

Folgezustände durch Enzephalitis	Folgezustände durch Entzündungen im Gehirn	PEG-Anlage, Immobilität, Lähmungen, Sprachstörungen
Körperlicher Abbauprozess	Abbau der Muskelmasse, Abbau der Herzfunktion, Gefäßverkalkung	Immobilität, Versteifungen, Bewegungsarmut
Gehbehinderung	Beeinträchtigung des Gehens und Laufens	Immobilität
Makrozytäre Anämie	Als makrozytäre Anämie bezeichnet man eine Blutarmut (Anämie) mit einem mittleren Erythrozyten Volumen (MCV) von über 96	Abgeschlagenheit, verminderte Leistungsfähigkeit, Müdigkeit
Dysphagie	Schluckstörung	PEG-Anlage; orale Nahrungsaufnahme nicht möglich durch Schluckbeschwerden
Demenz	Anhaltende oder fortschreitende Beeinträchtigung des Gedächtnisses, des Denkens oder anderen Hirnleistungen.	Orientierungsstörung, situative Störungen, Verwirrtheit, Verhaltensstörungen
Enzephalitis	ZNS-Infektion mit überwiegendem Befall des Gehirns.	Bewusstseins-Veränderung, Wahrnehmungsveränderung, Neurologische Ausfälle, Epileptische Anfälle
Organisches Psychosyndrom mit Verhaltens- und Orientierungsstörungen	Als organisches Psychosyndrom werden alle Veränderungen des Denkens, Fühlens und Handelns bezeichnet, denen eine organische Ursache zu	Verlust kognitiver Fähigkeiten, Veränderung der Persönlichkeit

	Grunde liegt. Mögliche Ursache hier: Enzephalitis, Demenz	
z.n. PEG Anlage	Perkutan-endoskopische Gastrostomie; Sonde, die durch die Bauchdecke in den Magen eingebracht wird; dient der längerfristigen Sondenernährung	Verbesserung bzw. Erhalten von Lebensqualität
Arterielle Hypertonie	Hochdruck in Arterien des Körperkreislauf; im tägl. Sprachgebrauch ist mit Hypertonie oder Bluthochdruck i.d.R. arterielle Hypertonie gemeint.	Keine Defizite zurzeit, Medikamentös gut eingestellt.
Hypothyreose	Schilddrüsenunterfunktion. Die Schilddrüse bildet zu wenig Hormone.	z.Z. keine Auswirkungen, medikamentös eingestellt

4. Medikamente/ATMS

Wirkstoff	Handelsname ®	Stärke (Konzentration)	Form (Darreichung)	Einnahmezeiten				Einheit	Hinweise	Grund (Indikation)	Wirkstoff-gruppe
				mo	mi	ab	na				
Esomeprazol	Esomeprazol TAD ® 20 mg	20 mg	Kaps	1	0	1	0	Stück	Suspendierbar, peroral	Refluxösophagitis	PPI
Acetylsalicylsäure	ASS Dexcel® 100 mg	100 mg	Tabl	1	0	0	0	Stück	Suspendierbar peroral	Blutgerinnung	Thrombozyten aggreationshemmer
Levothyroxin	L Thyrox Hexal® 25	25 µg	Tabl	1	0	0	0	Stück	Nüchtern peroral, suspendierbar	Hypothyreose	Schilddrüsenhormone
Levetiracetam	Levetiracetam Basics® 1000 mg	1000 mg	Tabl	1,5	0	1,5	0	Stück	Suspendierbar peroral	Fokal motorische Anfälle	Antiepileptika
Metoprolol succinat	Metoprolol® succinat 1A 47,5	47,5 mg	RetTabl	1	0	0	0	Stück	Suspendierbar peroral	Hypertonie	Beta-Blocker
Quetiapin 115.13 mg	Quetiapin® ABZ 100 mg	100 mg	Tabl	0	1	0	0	Stück	16:00 Uhr peroral, suspendierbar	Psychomotorische Erregungszustände	Hochpotente atypische NL

										Fokale Anfälle	Antiepileptika
Lacosamid	Vimpat® 200 mg	200 mg	Tabl	1	0	1	0	Stück	Suspendierbar peroral		
Macrogol 3350 Elektrolyte	Movicol ®		Beutel	1	0	0	0	Stück	Auflösen in 125 ml stillem Wasser, Suspendierbar peroral	Obstipation	Laxans

Bedarfsmedikation:						Höchstdosis in 24 h	Indikation:	
Bisacodyl	Dulcolax®	10 mg	Supp.	1 x 1	Stück	Max. 1 x 1	Obstipation, nach 3 Tagen ohne Stuhlgang	Laxans
Metamizol	Novaminsulfon®	500 mg	Tropfen	20	Tropfen	Max. 3 x 20	Bei Fieber ab 38,0°C	NSAR
Nystatin, Zink	Multilind®	200 mg	Paste	2 x 1		2 x Täglich	Rötung Analfalte	Antibiotika

Miconazol, Flupredniden	Decoderm Tri®	25 mg	Creme	1 x 1	Max. 1 x 2	Rötung in der Leiste	Antimykotika

Behandlungspflege/ Maßnahmen	Morgens	Mittags	Abends	Nachts
Medikamente dürfen gemörsert und über die PEG verabreicht werden	X	X	X	X
Sondennahrung 1000 ml/24h siehe Plan	06:00 Uhr		19:00 Uhr	
Wasser 1000 ml/24h siehe Plan	09:30 Uhr			22:30 Uhr
Bei Außentemperaturen von > 29°C zusätzlich 500 ml Wasser um 16:00 Uhr		16:00 Uhr		
RR-Kontrolle 1 x monatlich	X			
PEG-VW mit Kompresse und Fixomull ggf. PEG-Verbandset alle 3 Tage	X			

5. Durchführung Grundpflege: Beruhigende Teilkörperpflege

Ziele der Beruhigenden Waschung:

- Die Bewohnerin kann sich entspannen
- Unruhezustände werden abgebaut
- Das Körpergefühl wird gestärkt

Aufgrund der Immobilität übernehme ich in voller Übernahme die beruhigende Teilkörperpflege (Oberkörper, Beine, Rücken) inkl. Prophylaxen und Lagerung) bei Frau E.

Vor der Prüfung/Besuch habe ich bereits das Gesicht gewaschen, die Mundpflege und das Kämmen der Haare durchgeführt. Zur Wahrung der Intimsphäre wurde auch der Intimbereich gewaschen.

Beim Betreten des Zimmers begrüße ich Frau E. mit Initialberührung und stelle den Besuch vor.

Ich richte mir griffbereit folgende Materialien für die beruhigende Teilkörperpflege.

Vorbereitung Material	<ul><li>Händedesinfektionsmittel</li><li>2 Waschhandschuhe</li><li>2 Handtücher</li><li>Waschschüssel mit warmem Wasser</li><li>Hautlotion</li><li>W/O Emulsion</li><li>Einmalhandschuhe</li><li>Einwegschürze</li><li>Flächendesinfektionstücher</li><li>Frische Kleidung</li></ul>
Hygiene	Aufgrund der Corona Verordnung trage ich eine FFP 2 Maske.

Vorbereitung	• Der Bewohner wird über die Waschung informiert und um Zustimmung gebeten, was bei Frau E. nicht mehr möglich ist. • Die Fenster werden geschlossen und die Raumtemperatur geprüft. • In einem Doppelzimmer bitte ich die Mitbewohnerin das Zimmer für die Zeit der Maßnahme zu verlassen oder ggf. einen Sichtschutz aufstelle. • Das Bett wird auf eine angenehme Arbeitshöhe gestellt. • Vorhandene Lagerungshilfsmittel werden entfernt. • Die PK führt eine hygienische Händedesinfektion durch.
Durchführung **Beruhigende Waschung**	• Die PK kündigt jede Maßnahme an. • Die PK entkleidet den Oberkörper des Bewohners. • Der Oberkörper sitzt aufrecht, ein Handtuch wird auf den Brustkorb gelegt. • Die PK gibt W/O Emulsion in das Wasser. • Die PK taucht den Waschhandschuh ins Wasser. • Der Brustkorb wird aufgedeckt und das Handtuch als Nässeschutz auf die Matratze gelegt. • Die PK wäscht den Brustkorb in Haarwuchsrichtung und trocknet in Haarwuchsrichtung auch wieder ab.

	- Die PK legt ein Handtuch auf den Brustkorb und ein Handtuch im Wechsel unter die Arme. - Die PK wäscht die Arme in Haarwuchsrichtung und trocknet in Haarwuchsrichtung auch wieder ab. - Die PK legt die Handtücher auf den vorderen Oberkörper des Bewohners zur Wahrung der Intimsphäre. - Die PK fährt das Kopfteil herunter und dreht die Bewohnerin zur Seite des Bettgitters. Sie holt sich hierzu Hilfe von der PA. - Die PK führt eine ASE (Atem Stimulierende Einreibung mit Hautlotion, ggf. Öl zur Pneumonie Prophylaxe durch. - Die PK legt hierzu ihre Hände in den Nacken, rechts und links von der Wirbelsäule. Die PK beginnt mit der Ausatmung. - Dabei bewegen sich die Hände entlang der Wirbelsäule nach unten und dann kreisförmig seitwärts nach oben. Rücken von Schulter bis Rippenrand einreiben. Abschluss von oben nach unten ausstreichen. - Die PK legt die Bewohnerin wieder auf den Rücken und cremt den vorderen Oberkörper mit Hautlotion in Haarwuchsrichtung ein, dabei bewegt sie die Extremitäten zur Kontrakturprophylaxe mehrmals durch. - Die PK bekleidet den Oberkörper der Bewohnerin.

	• Der Intimbereich wird ausgelassen und mit einem Handtuch abgedeckt. • Die PK legt im Wechsel je ein Handtuch unter das Bein und wäscht in Haarwuchsrichtung und trocknet auch in Haarwuchsrichtung wieder ab. Die PK führt die Kontraktur- und Thromboseprophylaxe auch bei den unteren Extremitäten durch. Gleichzeitig ist das Bewegen der Beine zur Thromboseprophylaxe geeignet. • Die PK fördert somit die Körperwahrnehmung von Frau E.
Nachbereitung	• Die PK prüft, ob das Bett nass geworden ist. • Die PK lagert die Bewohnerin auf dem Rücken, Oberkörper leicht erhöht, die Fersen sind frei. • Die PK prüft das Wohlbefinden von der Bewohnerin. • Das Bettlaken wird von Falten befreit. • Ggf. Klingel in Reichweite legen. • Zimmer wird gelüftet. • Das verbrauchte Material wird entsorgt. • Die Waschschüssel wird gereinigt und desinfiziert.

	<ul><li>Oberflächen werden mit Flächendesinfektionstücher desinfiziert.</li><li>Pflegemittel werden zurückgestellt.</li><li>Die PK führt eine hygienische Händedesinfektion durch.</li><li>Die PK räumt das Zimmer auf.</li><li>Die Waschung und das Wohlbefinden werden dokumentiert.</li><li>Die Lagerung wird im Bewegungsprotokoll eingetragen.</li><li>Beobachtungen, Hautveränderungen oder Schmerzäußerungen, werden dokumentiert und ggf. dem HA mitgeteilt.</li><li>Die PK verabschiedet sich beim BW, sofern keine weitere Behandlung ansteht.</li></ul>

6. Durchführung Behandlungspflege: PEG-Verbandswechsel

Vorbereitung **Material**	• 2 sterile Schlitzkompressen • Einmalhandschuhe • Einwegschürze • 1 sterile Einmalpinzette • 2-3 sterile Kompressen • Händedesinfektionsmittel • Haut- und Wunddesinfektionsspray (Octenisept) • Fixierpflaster • Ggf. vorkonfektioniertes Verbandset • Ggf. Schere • Ggf. Reinigungslösung • Abwurfbehälter
Hygiene	• Aufgrund der Corona Verordnung trage ich eine FFP 2 Maske.
Zusätzliche Maßnahmen	• Freier Zugang zum Bett wird ermöglicht • Bewohner wird über bevorstehende Maßnahme informiert. • Maßnahmen zur Wahrung der Intimsphäre werden getroffen (Zimmertüre schließen, Mitbewohner werden kurz vor die Tür gebeten usw.) • Der Bewohner wird in eine flache oder leicht erhöhte Rückenlage gebracht

	• Bett hoch fahren um rückenschonend arbeiten zu können

Durchführung **PEG-Verbandswechsel**	• Einmalschürze anziehen. • Hygienische Händedesinfektion. • Einmalhandschuhe anziehen. • Alter Verband wird vorsichtig abgelöst und danach entsorgt. • Es wird sichergestellt, dass kein Zug auf die Sonde ausgeübt wird. • Die Halteplatte wird gelöst und senkrecht aufgestellt. • Die Wunde wird untersucht. Zu achten ist auf: Blutungen, Rötungen, Schwellungen, Verhärtungen, Sekretion. • Handschuhe werden entsorgt und eine erneute hygienische Händedesinfektion wird durchgeführt. • neue Einmalhandschuhe werden angezogen • Halteplatte, die Einstichstelle und die Sonde werden mit Octenisept behandelt. • Die Haut rund um die Einstichstelle wird mit einer Kompresse gereinigt. Die Reinigung erfolgt von innen nach außen • Haut wird ggf. mittels Reinigungslösung von Verkrustungen befreit.

	• Die äußere Halteplatte und die Sonde werden mit einer weiteren Kompresse gesäubert. • Die Sonde wird mobilisiert, indem diese 180° gedreht wird und ein bis zwei Zentimeter in das Magenlumen eingeschoben. Damit wird das Einwachsen der Halteplatte verhindert. • Zwischen Halteplatte und Bauchdecke werden zwei Schlitzkompressen um die Sonde gelegt (ggf. mittels sterile Einwegpinzette) • Die Sonde wird vorsichtig zurückgezogen, bis ein Widerstand der inneren Halteplatte zu spüren ist. • Die äußere Halteplatte wird mit wenig Spielraum fixiert. Wichtig: Wenn der Druck zu groß ist, drohen Druckstellen und sogar Nekrosen. • Mit einer weiteren sterilen Kompresse werden die Sonde sowie die Halteplatte geschützt. • Die Sonde wird mittels Fixierpflaster fixiert. Dabei ist ein Abknicken zu vermeiden.

Nachbereitung	<ul><li>Entstandener Abfall wird entsorgt.</li><li>Verwendete Hilfsmittel werden gereinigt, desinfiziert oder entsorgt.</li><li>Hygienische Händedesinfektion durchführen</li><li>Bei Abweichungen ist umgehend der Arzt zu informieren.</li><li>Etwaige Reaktionen des Bewohners auf den Verbandswechsel werden dokumentiert.</li><li>Zustand der Wunde wird in der Wunddokumentation vermerkt.</li><li>Bewohner wird korrekt gelagert.</li><li>Verabschiedung beim Bewohner</li></ul>

7. Beratung Angehörige/r

Nach dem PEG Verbandwechsel führe ich ein Beratungsgespräch mit Herr S. zum Thema „Basale Stimulation – Reize wecken und Sinne anregen durch.

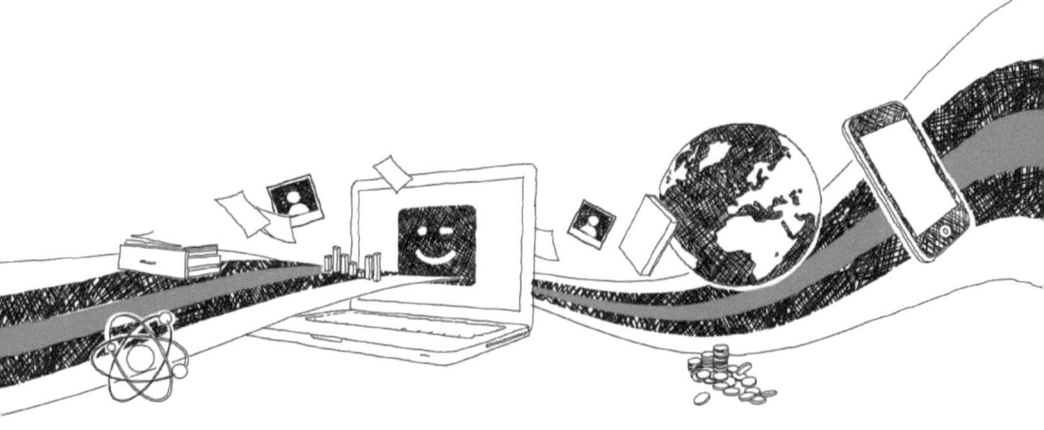
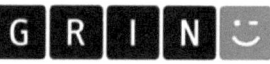